AF461766

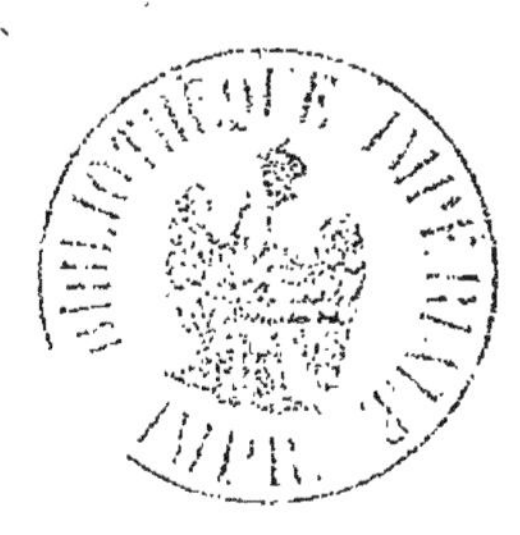

TRAITÉ
DES MAUX
DE GORGE.

T

PARIS. — IMPRIMERIE DE GAULTIER-LAGUIONIE.

TRAITÉ DES MAUX DE GORGE,

ET DES MOYENS DE LES GUÉRIR.

PAR M. CLÉMENT SAVATIER,

DOCTEUR EN MÉDECINE DE LA FACULTÉ DE PARIS.

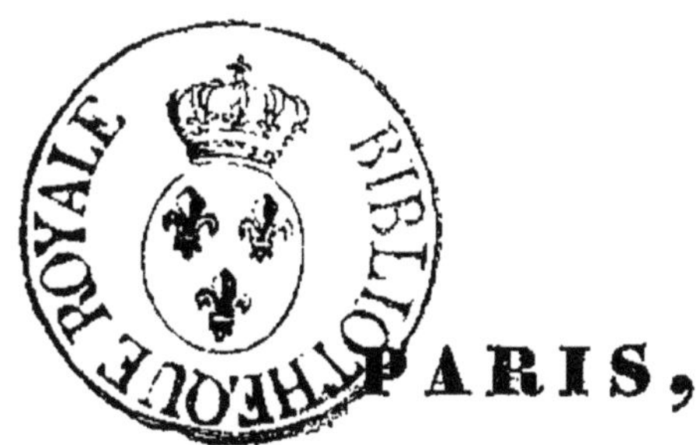

PARIS,

CHARPENTIER, ÉDITEUR,

RUE DES BEAUX-ARTS, N. 9.

1829.

INTRODUCTION.

Le mot *gorge* a, dans le monde, plusieurs acceptions bien différentes. Il n'en a pas de bien positive dans le langage médical. Il est donc important d'en déterminer la signification avant d'entrer dans aucun détail.

Communément le mot *gorge* désigne la partie antérieure du cou. Nous l'emploierons pour désigner cette même partie en y comprenant les organes renfermés entre la peau et la portion osseuse du cou, que les anatomistes appellent *colonne cervicale*. Ces organes se voient en partie dans le fond de la bouche, ou l'arrière-bouche, ou le pharynx que les

Latins appelaient *gurges* (d'où sans doute on a fait *gorge*, *gosier*). Leur description n'est point inutile pour l'intelligence des maladies qui nous occupent; nous allons donc l'esquisser d'une manière succincte.

Lorsqu'on ouvre la bouche, on laisse apercevoir au fond, en abaissant la langue, deux espèces d'arceaux qui sont formés et séparés par un pilier commun qui est la *luette*. Les deux autres piliers, appliqués l'un à la paroi droite, l'autre à la paroi gauche de la bouche, renferment, chacun, dans leur épaisseur, un petit corps ayant le volume d'une noisette ou d'une amande, et qui en porte le nom; car on l'appelle amygdale. Dans l'état de santé les amygdales dépassent rarement l'épaisseur des piliers qui les renferment; mais lorsque l'inflammation ou une irritation légère les gonflent, on les voit saillir de chaque côté de la bouche, ne laissant entre elles et la luette qu'une ouverture, souvent très-étroite.

Au fond, la vue est bornée par une surface rougeâtre qui répond aux vertèbres du cou et qui ne présente aucun organe particulier, si ce n'est la portion de membrane muqueuse qui la forme.

Mais il y a des organes que l'on ne voit pas et qu'il est cependant important de connaître, parce qu'ils donnent le moyen de se rendre raison de quelques symptômes des maux de gorge qui, sans la connaissance de ces organes, seraient incompréhensibles pour nos lecteurs.

En arrière et au-dessus des deux arceaux que nous avons désignés, se trouvent : 1° l'ouverture postérieure du nez, ou les narines postérieures ; 2° au niveau de leur milieu, de chaque côté, l'ouverture étroite d'un conduit qui communique dans l'oreille et qui porte le nom de *trompe d'Eustachi.* Voilà pour la partie supérieure de la gorge ou du pharynx.

Inférieurement on trouve : 1° la base de la langue, qui est la partie par laquelle elle s'attache au gosier ; 2° après la base de la langue, toujours en descendant, l'*épiglotte*, organe cartilagineux d'une forme ovale attaché à la base de la langue; et dont l'usage est de recouvrir exactement l'ouverture de la glotte et d'empêcher l'introduction des alimens et des boissons dans les voies de la respiration; 3° au-dessous de l'épiglotte, la *glotte*, petite ouverture oblongue, située à la partie supérieure des voies aériennes, donnant passage à l'air et à la voix que cette ouverture sert à former; 4° enfin, un peu plus bas, l'ouverture supérieure de l'œsophage, conduit membraneux qui amène directement les alimens dans les organes de la digestion.

Si nous avons été assez clairs, nos lecteurs doivent conclure de cette description que le pharynx est une espèce de vestibule qui permet de pénétrer: 1° dans les fosses nasales, par leur ouverture postérieure; 2° dans les oreilles, par les trompes d'Eustachi; 3° dans le canal aérien et la poitrine, par la glotte; 4° dans l'estomac, par l'œsophage; 5° enfin dans la bouche, par les arceaux que nous avons désignés, et dont l'ouverture s'appelle *isthme du gosier*.

Nos lecteurs doivent voir aussi que le pharynx représente dans son ensemble une espèce d'entonnoir dont la partie évasée regarde en haut, et dont l'extrémité étroite se continue avec l'œsophage. Le pharynx n'accomplit par lui-même aucune fonction. C'est un lieu de pour passage pour le bol alimentaire préparé dans la bouche, avant de descendre dans l'estomac.

Nous avons décrit le pharynx en allant de dehors en dedans et en pénétrant par les voies naturelles; revenons maintenant du dedans au dehors, en nous frayant une voie artificielle, qui nous conduise de la partie inférieure du pharynx, et par conséquent de l'orifice supérieur de l'œsophage à la partie antérieure du cou. Entre la membrane muqueuse qui tapisse le pharynx et la peau du cou, on trouve: 1° l'organe principal de la voix ou le larynx qui forme en même temps la partie supérieure des voies aériennes, et qui présente sous la peau, chez les individus maigres, une saillie très apparente à laquelle le vulgaire donne le nom de *pomme d'Adam ;* 2° un corps spongieux nommé *glande thyroïde* divisé en deux lobes ovoïdes, dont la présence au-dessous de la saillie du larynx ou de la *pomme d'Adam* n'est pas sensible chez le plus grand nombre. Mais il y a des individus chez lesquels cet organe prend un développemen quelquefois énorme, et détermine alors une véritable maladie qui porte le nom de goître.

Tels sont en peu de mots les organes renfermés dans ce que nous avons appelé la gorge.

A la rigueur nous devrions comprendre sous le titre de *maux de gorge* toutes les maladies qui peuvent affecter les divers organes dont nous venons de parler; mais ce n'est pas là notre dessein. Nous voulons avant tout fournir aux gens du monde des idées claires, non pas pour leur apprendre ce qu'ils ne pourraient savoir sans des études préliminaires, mais pour les instruire de ce qu'ils ne doivent pas ignorer. Nous ne parlerons donc dans ce traité que de ce que le vulgaire appelle mal de gorge, et qui n'est autre chose qu'une inflammation de quelques unes ou de toutes les parties que nous avons esquissées, et que les médecins désignent à peu près indifféremment sous les noms d'*angine* ou d'*esquinancie*.

TRAITÉ

DES

MAUX DE GORGE.

CHAPITRE Ier.

Caractères de l'angine ou mal de gorge, ses variétés, ses causes, ses symptômes, sa terminaison.

Toutes les parties du corps sont susceptibles d'être atteintes par l'inflammation, à des degrés différens, selon le plus ou moins de sensibilité des tissus qui les composent, et selon l'énergie et la fréquence d'action des causes qui les déterminent. Sous ce rapport, la gorge (*pharynx*) est exposée continuellement à l'une de ces causes, qui est l'air froid, et cette circonstance rend raison de la fréquence des maux de gorge dans les changemens de saison, ou à chaque variation brusque de la température atmosphérique.

Lorsqu'une partie s'enflamme, elle rougit, se gonfle, devient douloureuse, et il s'y développe une plus grande chaleur. Or, tous ces caractères se retrouvent dans le mal de gorge ou l'angine, à des degrés différens, selon l'intensité de l'inflammation.

Sous ce rapport nous distinguerons trois sortes d'angine, 1° l'angine simple, dans laquelle l'inflammation est modérée; 2° l'angine aiguë, qui se termine par suppuration et porte alors le nom d'*esquinancie*, ou bien par gangrène et qui s'appelle alors *angine gangréneuse;* 3° l'angine chronique. Les causes de ces trois espèces d'angine sont à peu près les mêmes; seulement leur action a été plus violente dans un cas que dans les autres. Ce que nous allons dire des causes de l'angine doit donc s'entendre des trois espèces que nous avons reconnues. Au premier rang nous devons placer toutes les causes qui peuvent produire toutes sortes d'inflammations, ou, suivant le langage des écoles, les causes générales. Tout le monde sait qu'on ne supprime jamais sans danger un vésicatoire, un cautère, un ulcère, anciennement établis, et que cette imprudence est suivie de maladies internes fort variées, dans le nombre desquelles peut se trouver l'angine. La disparition des boutons qui peuvent exister à la peau, des dartres, des éruptions qui affectent si souvent les enfans, avec ou sans fièvre, ou bien la guérison inconsidérée de ces incommodités par le moyen des nombreux répercussifs que préconise, sous divers noms, le charlatanisme, sont sujettes au même inconvénient. L'intempérance en toutes choses, particulièrement les excès de table et l'abus des liqueurs spiritueuses; les émotions vives et long-temps continuées, la colère surtout, déterminent aussi fort souvent des angines dangereuses et tenaces. On a vu des personnes habituées à se faire saigner tous les ans, à se faire appliquer les sangsues à certaines époques, à se purger de temps à autre, être prises de maux de gorge violens, pour avoir oublié ou négligé une seule fois ces évacuations; à plus forte raison quand des saignemens de nez habituels, l'écoulement mensuel des femmes, etc., viennent à tarder ou se suppriment. Mais avant toutes ces causes générales, il faut signaler comme la plus fréquente la suppression de la transpiration, et spécialement le refroidissement des pieds. Le plus ordinairement, l'angine est accompagnée d'autres maladies; mais il est certaines personnes qui sont singulièrement sujettes à cette affection, qui la contractent toujours, à l'exclusion de toute autre, et quelle que soit sa cause occasionnelle. Combien il en est qui ne manquent jamais d'avoir mal à la gorge pour s'être refroidis ou mouillés les pieds, pour avoir habité un appartement humide ou qui vient d'être lavé, ou même pour y avoir séjourné fort peu de temps. Enfin, on a vu des familles dans lesquelles cette maladie était, pour ainsi dire, héréditaire, sans qu'on pût accuser raisonnablement aucune cause appréciable.

Les causes spéciales des angines sont toutes celles qui agissent plus particulièrement sur la région du cou, soit en dedans soit en dehors, ou qui déterminent avec force l'impulsion du sang vers la tête. Lorsque dans une soirée d'été on prend l'air à une fenêtre, la tête reçoit directement la fraîcheur d'un air vif; lorsque en sortant d'un bal, d'un salon, d'un spectacle, on néglige de se couvrir le cou, pour échapper à une chaleur incommode, on s'expose à contracter une angine. Les jeunes gens qui courent à cheval, pendant les matinées surtout, et dans une direction contraire à celle d'un vent froid du nord ou du levant, s'exposent aussi à cette maladie, qui, à la suite de ces causes, prend souvent un caractère de gravité très fâcheux. Enfin, une chute, un coup, une blessure, sur la région du cou, sont souvent suivis de l'inflammation du pharynx, par une propagation du mal, de l'extérieur à l'intérieur.

Pour ce qui est des causes spéciales internes, la fatigue produite par la lecture ou la conversation prolongées et à voix haute, le chant continué trop long-temps, des cris réitérés, ont déterminé plusieurs fois des affections de la gorge. L'usage des boissons glacées ou simplement froides pendant les grandes chaleurs; celui des alimens irritans où dominent le poivre, le girofle, etc. ; l'habitude de mâcher des corps durs, des fruits secs, comme les amandes, noix, noisettes; le contact direct de quelque acide avalé par imprudence, ou seulement des liqueurs fortes et piquantes, comme le rum, le kirschenwasser, etc; la présence d'arrêtes de poisson, de fragmens d'os qui s'accrochent en quelque sorte dans le pharynx, l'irritation occasionnée par le séjour ou l'extraction de ces corps étrangers, sont autant de causes directes qu'il nous suffit d'énoncer pour qu'on puisse en reconnaître et en prévenir l'action.

Art. I.

De l'angine simple.

A moins que la cause n'ait agi avec peu d'intensité; à moins, par exemple, qu'elle ne suive un léger refroidissement des pieds ou du cou, l'angine est presque toujours accompagnée de fièvre, c'est-à-dire de chaleur à la peau précédée ou non précédée de frisson, d'accélération du pouls, de lassitudes sans motifs, de soif, de maux de tête, d'un malaise général, de dégoût ou de perte d'appétit. Il y a même quelquefois des nausées et des vomissemens, ce qui tient à l'affection simultanée de l'estomac. Ces symptômes se montrent ordinairement dès le début avec la douleur de la gorge. Cette douleur est peu marquée dans les momens où le malade n'exerce pas la déglutition. Mais toutes les fois qu'il cède, malgré lui, au besoin qu'il éprouve de faire agir les muscles du pharynx, elle redouble avec plus ou moins de force; en même temps elle détermine dans les muscles de la face et du cou des contractions involontaires, qui n'ont lieu que d'un côté, si une amygdale seule est affectée. Il en résulte une expression de la physionomie toute particulière, et qui permet à un médecin exercé de reconnaître à distance une personne atteinte d'angine tonsillaire, même lorsqu'elle est chronique. Ajoutons en passant que, si la maladie est mal soignée et traîne en longueur, le visage peut, par une suite de la mauvaise habitude contractée par ses muscles, conserver cette expression grimacière, qui se renouvelle à chaque déglutition, pendant un temps fort long, et même après la guérison complète. Cela se voit surtout pour les enfans. Au surplus, la douleur causée par la transmission des matières alimentaires peut varier, suivant la gravité du mal, depuis une simple gêne pendant le passage des alimens solides seulement, jusqu'à l'impossibilité absolue d'avaler la plus petite quantité de boissons ou de salive. On remarque même que, dans les cas aigus, c'est généralement la transmission des liquides qui détermine le plus de douleur; les alimens solides, au contraire, passent d'abord difficilement, mais peu à peu le pharynx s'habitue à leur contact, à peu près comme un membre douloureux le devient moins par l'exercice. Dans les cas plus graves, le malade ne peut parler à voix haute, ni même articuler à voix basse aucun son distinct, tant sont violens les élancemens qu'il éprouve alors dans le gosier. Enfin, dans les angines sur-aiguës, l'air lui-même ne peut être respiré, non seulement par la bouche, mais encore par les narines, soit que le gonflement extrême du pharynx et du voile du palais diminue ou efface entièrement l'entrée du conduit aérien, soit plutôt que le mouvement, pourtant bien léger, que le passage de l'air imprime aux surfaces malades suffise pour occasionner une douleur capable de condamner à l'inaction les muscles inspirateurs du larynx : on conçoit que cette suffocation imminente réclame impérieusement les secours les plus prompts.

Il peut exister du gonflement à l'extérieur, mais on ne peut guère l'apprécier avec exactitude sur les personnes qui ont beaucoup d'embonpoint. Dans tous les cas il occupe les deux côtés ou l'un des deux côtés du cou, à sa partie supérieure, sous les angles de la mâchoire inférieure, région qui correspond aux amygdales ; et une pression légère exercée sur ce point y manifeste une douleur sourde, obtuse, beaucoup moins vive que celle qu'éprouve le malade dans la déglutition. Quelquefois toûtes ces parties sont douloureuses, au point que leurs muscles ne pouvant agir, la bouche ne peut être ouverte ou qu'entr'ouverte, et que l'on est obligé de juger d'après les symptômes. Hors ce cas assez rare, il est facile de reconnaître la rougeur extraordinaire de l'arrière-bouche et du voile du palais, le gonflement des amygdales, l'alongement et la tuméfaction de la luette. Pour cela, on examine le gosier au grand jour, et après avoir abaissé la base de la langue avec le manche d'une cuiller. Le malade lui-même peut souvent constater ces signes locaux, au moyen du miroir. Il ne faut point toutefois que les personnes du monde se fient dans tous les cas à elles-mêmes pour cette exploration. Sur les enfans particulièrement, outre qu'il est difficile de pouvoir obtenir assez de calme pour pouvoir bien apprécier l'état du pharynx, la surface de ce conduit est souvent tapissée, en totalité ou en partie, par une fausse membrane ou exsudation pelliculeuse, d'aspect jaunâtre, qui pourrait en imposer et causer une sécurité funeste. Il ne faut jamais oublier que les maladies de l'enfance sont en général graves et rapides, et que les maux de gorge spécialement offrent toujours à cet âge les plus grands dangers. Les recherches du docteur Bretonneau de Tours ont prouvé que l'angine couenneuse, c'est-à-dire l'inflammation du pharynx avec concrétion pelliculaire, était le début ordinaire de la redoutable maladie appelée croup; que le mal se propage, dans le plus grand nombre des cas, de l'arrière-bouche, où il a commencé, dans le larynx et les voies aériennes; et qu'autant il est facile de l'arrêter lorsqu'il se borne encore au pharynx, autant il est rare et difficile de dérober un enfant à la mort, quand le larynx est envahi. La surveillance des mères et des nourrices doit être d'autant plus active, que l'angine au lieu de débuter, comme chez les adultes, par les symptômes saillans que nous avons indiqués, commence souvent chez les enfans par une gêne légère et momentanée, pendant l'acte de la déglutition. C'est pour cette raison, sans doute, que les maux de gorge sont si tenaces à cet âge;

rarement, en effet, a-t-on le bonheur de les guérir en quelques jours. Il est donc de la dernière importance de faire attention aux plus légères douleurs que les enfans éprouvent dans la gorge, pour peu qu'elles se prolongent quelques heures seulement. Le moindre refroidissement, surtout dans les saisons froides ou humides, suffit pour les produire. Elles sont souvent précédées ou accompagnées du gonflement des glandes du cou ; et ce signe seul doit provoquer la sollicitude des parens, car rarement il existe sans une affection légère du pharynx.

Un autre caractère auquel on pourra reconnaître, à un degré plus avancé, l'angine couenneuse des enfans (que l'on a observée aussi sur quelques adultes), c'est la fétidité de l'haleine. Elle est causée par une décomposition lente et putride de la surface de la fausse membrane, continuellement exposée à la chaleur humide. Par conséquent, il ne faut point trop s'alarmer puisqu'il n'y a point ici de gangrène réelle; mais on ne doit pas non plus négliger ce symptôme, qui annonce toujours au moins une angine couenneuse déclarée, et qui peut être suivie en quelques heures des accidens les plus graves. A ce propos, nous ferons observer qu'il est très important de séparer dans une chambre à part l'enfant ou toute personne affectée d'angine couenneuse. Car, il est prouvé que le contact des ustensiles qui lui ont servi pourrait communiquer la même maladie. Il ne faut pas même laisser venir dans l'appartement du malade les autres enfans de la maison. L'odeur de son haleine, disséminée dans cette atmosphère, pourrait donner lieu aux mêmes dangers.

Les symptômes dont nous venons de parler sont ceux qui caractérisent l'angine. Ils ne manquent jamais, seulement ils sont plus ou moins prononcés, selon que la maladie est plus ou moins aiguë. Mais, en outre, on observe assez souvent diverses complications, dont nous devons indiquer les principales.

Un symptôme fort commun est l'expectoration continuelle de la salive et de mucosités sécrétées en abondance par les surfaces affectées. L'absence de la toux, l'aspect de ces liquides qui sont clairs et visqueux comme le blanc d'œuf, peu ou point écumeux, leur abondance, leur écoulement parfois involontaire, et par dessus tout la douleur obtuse et augmentant à la pression, que la malade éprouve derrière et sous la mâchoire, souvent même un certain degré de gonflement pâteux dans toute cette région, indiquent que les glandes parotides, maxillaires, buccales, etc., participent à l'inflammation.

Les douleurs aiguës situées profondément dans les deux oreilles ou dans une d'elles, avec surdité passagère ou constante, montrent que le mal s'est propagé profondément en arrière jusqu'au conduit auditif par la trompe d'Eustache.

Il gagne quelquefois la membrane intérieure du nez et toutes ses sinuosités profondes, d'où le coryza (rhume de cerveau) ou l'enchifrènement; la surface des yeux, qui sont rouges, larmoyans et très sensibles à la lumière; toute l'épaisseur de la face, qui se gonfle comme dans un érysipèle léger; la membrane interne du larynx et des bronches, d'où l'enrouement, la toux et l'expectoration. Il faut surtout veiller à ce dernier symptôme chez les enfans; quand il débute en même temps que la difficulté d'avaler, et surtout avec le gonflement des glandes du cou, on ne saurait trop se hâter d'appeler un médecin.

Dans les angines aiguës, la rougeur de la langue (qui souvent est chargée et rouge seulement à sa pointe), la soif, le dégoût pour les alimens, une douleur obtuse au creux de l'estomac, tous symptômes d'une légère gastrite, commencent ordinairement avec le mal de gorge, ainsi que nous l'avons dit précédemment. Quand le mal est léger, une partie au moins de ces symptômes ne manque jamais de survenir au bout de quelques jours, et nécessite une diète plus ou moins sévère.

Art. II.

De l'Esquinancie.

L'angine simple peut se borner à l'irritation plus ou moins légère des amygdales et de la membrane muqueuse du pharynx; symptômes qui s'annoncent par la difficulté d'avaler. Si l'irritation augmente elle peut se propager dans les fosses nasales, dans la trompe d'Eustache, dans le larynx par la glotte, dans le commencement de l'œsophage, et enfin dans la bouche et aux glandes salivaires. Elle détermine à la fois l'enchifrènement ou rhume de cerveau, les douleurs d'oreilles, une modification de la voix et de la toux, une augmentation dans la difficulté d'avaler, et enfin une sécrétion plus abondante de la salive, par l'irritation des glandes salivaires situées dans la bouche en-deçà de l'isthme du gosier. Tous ces symptômes peuvent exister dans l'angine simple; cette maladie peut ne présenter aucun caractère de gravité et se guérir en peu de jours, quand ils ne sont pas portés à un degré extrême.

Mais si l'irritation, au lieu d'être modérée, devient violente, alors elle envahit ou l'un ou l'autre des organes que nous venons de désigner, et son danger est d'autant plus grand, que cet organe est plus important.

Ainsi, par exemple, si l'irritation envahit le larynx, la maladie prend le caractère d'un rhume de poitrine, dont les conséquences peuvent amener l'inflammation du poumon et ses suites; si elle se porte dans la trompe d'Eustache, elle peut donner lieu à une violente inflammation de l'oreille. Mais ces cas sont aussi rares qu'ils sont fâcheux, et, le plus ordinairement, l'inflammation exerce ses ravages sur les amygdales et sur la luette et les parties environnantes. Nous allons décrire cette forme de l'angine qui est la plus fréquente et qui a conservé le nom d'esquinancie.

Art. III.

Esquinancie proprement dite.

Lorsque les deux amygdales sont attaquées simultanément, elles acquièrent un volume considérable, elles gênent la déglutition au point de la rendre presque impossible. La douleur que le malade éprouve est ordinairement médiocre, quelquefois très vive, avec chaleur, besoin continuel et inutile d'avaler; la déglutition est difficile, douloureuse au point de donner lieu à des contorsions; dans certains cas, même, elle est impossible. Le malade éprouve aussi le désir de cracher, et les efforts auxquels il se livre ne font qu'augmenter la sensation pénible qui les provoque: les matières rejetées sont claires, visqueuses et filantes. Dans quelques cas le passage de l'air est gêné, mais rarement la difficulté de la respiration est portée à un degré remarquable. Toutefois, lorsque le gonflement des amygdales est très grand, et l'expuition du mucus très difficile, il survient par intervalles de la difficulté de respirer, et quelquefois une suffocation passagère. Lorsqu'on examine les parties affectées, on voit les amygdales former une tumeur plus ou moins considérable, et ne plus laisser entre elles qu'un espace étroit, si même elles n'adhèrent pas à leur surface interne. La membrane qui les recouvre participe ordinairement à l'inflammation; quelquefois dans le début elle est sèche, plus tard elle peut présenter des points blanchâtres; le plus souvent elle est d'un rouge vif et foncé; souvent aussi la luette offre du gonflement et de la rougeur. La douleur que les malades éprouvent dans l'oreille, la crépitation qu'ils y ressentent et la surdité incomplète qui se joint à ces phénomènes, portent à croire que l'inflammation s'étend à la trompe d'Eustache. Lorsque l'inflammation est bornée à l'une des amygdales, le gonflement n'existe que d'un côté, et souvent la luette est poussée vers le côté sain; en avalant, les malades inclinent la tête de ce côté, pour y faire passer les alimens et les boissons.

Divers phénomènes généraux viennent se joindre à ces symptômes locaux de l'inflammation des amygdales : telles sont la rougeur de la face, la soif, les envies de vomir, la fréquence du pouls, l'élévation de la chaleur, la couleur rouge de l'urine, l'insomnie; quelquefois cependant, quoique le gonflement des amygdales soit considérable, il n'y a point de mouvement fébrile, et le malade qui ne peut avaler est tourmenté sans cesse par la faim, qui devient de jour en jour plus pressante.

L'esquinancie se termine dans l'espace d'une à deux semaines, il est rare qu'elle se prolonge jusqu'au vingtième jour. Lorsque l'inflammation est légère, elle se termine souvent par résolution, c'est-à-dire que tous les symptômes se dissipent peu à peu et que chaque organe revient à son état naturel. Lorsque l'inflammation est considérable, la suppuration a presque toujours lieu. Cette dernière terminaison est souvent annoncée par un changement dans la nature de la douleur, qui, après avoir été aiguë, devient sourde. La difficulté de la déglutition continuant à augmenter, on reconnaît, à l'aide du doigt porté sur la tumeur, qu'elle s'est amollie; quelquefois même la fluctuation y est manifeste. Dans quelques cas l'œil distingue un endroit dans lequel la membrane muqueuse, soulevée en pointe, est près de se rompre. La rupture de l'abcès a ordinairement lieu dans un effort que fait le malade pour cracher, pour avaler ou pour vomir; quelquefois elle s'opère pendant le sommeil. Le pus qui s'écoule est fétide; cette fétidité est quelquefois le seul signe qui indique la rupture de l'abcès, le pus qui se mêle aux crachats étant d'une si petite quantité, qu'on pourrait facilement ne pas l'apercevoir. Le mode de terminaison n'est pas toujours le même dans les deux amygdales, souvent la suppuration a lieu dans l'une et la résolution dans l'autre. Communément, l'esquinancie ne laisse à sa suite aucune trace de son existence, mais quelquefois, surtout lorsqu'elle s'est souvent reproduite, les amygdales restent plus grosses et plus dures qu'elles n'étaient, et cette tuméfaction qui paraît rendre plus facile l'inflammation des amygdales, finit par être assez considérable pour donner lieu à une gêne permanente de la déglutition, c'est ce qui constitue un des principaux symptômes de l'angine chronique dont nous parlerons plus bas.

Art. IV.

Angine gangréneuse ou maligne.

Cette angine s'étend à la fois sur les organes de la déglutition et sur les voies aériennes, c'est-à-dire sur le pharynx et le larynx. Elle n'a de commun avec les précédentes que le siége des parties affectées, car elle en diffère sous tous les autres points qui comprennent ses causes, ses symptômes, sa marche, sa terminaison qui est presque toujours funeste, et son traitement.

Toutes les fois que cette maladie a été observée, on l'a constamment vue régner d'une manière épidémique. Il y a peu d'années encore elle s'est montrée à Tours, et le docteur Bretonneau en a fait la base d'un ouvrage fort intéressant où il a fait preuve d'une grande sagacité médicale. Mais à l'instar de toutes les épidémies, elle a eu chaque fois un caractère particulier qui semblait en faire une nouvelle maladie, quoiqu'au fond ce soit toujours la même avec des formes un peu différentes. C'est ce qui fait que les auteurs ne sont pas précisément d'accord sur cette affection, et que tous ceux qui l'ont observée et décrite, lui ont donné un nom particulier. Mais il en est toujours ainsi dans les épidémies; les observateurs n'étant point les mêmes, il est tout simple que leur manière de voir soit différente, et que tel symptôme qui aura semblé caractéristique à l'un ne soit considéré que comme accessoire par l'autre. On pense bien que dans tout ce que nous allons dire sur cette maladie, nous n'avons point l'intention de substituer le malade au médecin, dans une circonstance où la présence de ce dernier est de toute nécessité. Nous nous bornerons à faire comprendre les funestes conséquences d'une sécurité trompeuse, et l'indispensable besoin où l'on est alors d'appeler un homme de l'art aussitôt qu'on éprouvera les plus légers symptômes de cette redoutable affection.

Sous le rapport des causes, l'angine gangréneuse paraît due, comme nous l'avons dit, à l'influence d'une constitution épidémique de l'air, déterminée soit par une température automnale insalubre, soit par le froid humide de l'hiver, et qui se développe de préférence dans les contrées soumises à l'influence des vents qui soufflent des marais, ou dans les vallées qui se trouvent renfermées entre de hautes montagnes. Un air sec, l'usage d'eaux troubles et bourbeuses, les légumes corrompus, les exhalaisons putrides et cadavéreuses, peuvent aussi contribuer au développement de cette affection. Elle attaque surtout les enfans, les adolescens, les femmes, les tempéramens mous et lymphatiques, les individus affaiblis par des excès ou des maladies de long cours, tandis qu'elle respecte en général les adultes, les hommes vigoureux, les tempéramens sanguins.

Tantôt elle débute par une douleur à la gorge et une chaleur âcre, accompagnée d'une déglutition difficile ; d'autres fois ces phénomènes n'ârrivent que deux ou trois jours après une fièvre qui, d'abord assez légère, devient ensuite plus ou moins intense. Lorsqu'on regarde dans le fond de la gorge, on aperçoit un gonflement et une rougeur très-vive qui occupent le voile du palais, la luette, les amygdales et le pharynx ; de là la difficulté de la déglutition et le rejet des boissons par les narines. Une tache blanche, semblable à un aphthe, ne tarde pas à se manifester sur l'une ou l'autre amygdale, quelquefois sur toutes deux; elle s'agrandit en peu de temps au point d'embrasser la glande entière et les parties voisines, et elle prend bientôt une couleur cendrée, livide ou noire. Alors la douleur diminue et la déglutition devient plus facile; mais la voix est rauque et obscure, et la bouche exhale une odeur infecte capable de transmettre le mal à ceux qui s'exposent à l'aspirer; en sorte que, sous ce rapport, cette affection paraît réellement contagieuse, et c'est pour cela que nous avons conseillé plus haut de mettre dans une chambre à part les personnes qui en sont atteintes. Lorsque la tache, qui n'est autre chose qu'une escarre gangréneuse vient à tomber, on la voit presque aussitôt remplacée par une autre plus épaisse. Les narines rendent tantôt du sang pur, tantôt une sanie gangréneuse qui, parfois, tombant sur la glotte durant le sommeil, excite une toux violente et menace le malade de suffocation ; ou bien la matière sanieuse descend dans l'estomac et donne lieu à des vomissemens, à des flux de ventre, à l'inflammation des intestins. La gangrène fait des progrès, passe des amygdales aux piliers et au voile du palais, à la luette, à la base de la langue, au pharynx, détruit plus ou moins ces parties, et étend quelquefois ses ravages jusqu'au poumon. Dans d'autres circonstances elle attaque la langue, les gencives et les narines; lorsqu'elle atteint le larynx, la glotte se bouche, la respiration est interceptée et les malades périssent suffoqués.

Au milieu de tous ces désordres on voit naître une fièvre qui d'abord légère acquiert bientôt une grande violence, puis diminue tout-à-coup lorsque la gangrène paraît. La force et la fréquence du pouls font alors place à la langueur, à la mollesse, à la petitesse, à l'irrégularité des battemens du cœur. Dans le commencement, souvent les malades se plaignent de vertiges, d'assoupissement, de lassitude au dos et dans les membres d'un poids incommode sur l'estomac. Les uns ont la face rouge, gonflée, les yeux larmoyans; d'autres, au contraire, ont un visage pâle ou livide, surtout lorsque la fétidité de la bouche annonce la gangrène. Leur soif est très vive, ils sont presque toujours en proie à une agitation et à des anxiétés inexprimables; enfin ils tombent dans une léthargie profonde ou dans un délire violent, qui achèvent d'épuiser leurs forces abattues.

Souvent la mort arrive après une forte hémorrhagie nasale, avec écoulement d'une sanie cadavéreuse, ou bien à la suite de convulsions prolongées. Quelquefois les malades, peu de temps avant de mourir, paraissent se rétablir; le délire, l'assoupissement les abandonnent, leurs angoisses se dissipent, la parole même leur revient pendant quelques quarts d'heure; mais des syncopes soudaines, l'extrême affaissement du pouls et des convulsions générales annoncent le terme de leur vie. Ils périssent communément dans les cinq ou six premiers jours. S'ils peuvent atteindre le quinzième, ils échappent à la mort.

La description que nous venons de tracer de cette maladie, date déjà de plus de deux mille ans, puisque c'est à Arétée que nous l'avons empruntée, et elle n'a rien perdu de son effrayante vérité. On en retrouve tous les caractères dans les écrits des observateurs modernes. Seulement, comme nous l'avons dit plus haut, les symptômes caractéristiques ont varié dans le langage des auteurs, selon le penchant que ceux-ci ont eu pour tel ou tel signe qui se rapprochait plus de leur manière de voir, et quelquefois du système qu'ils avaient adopté sur la nature et les causes des maladies en général. Nous le répétons, on ne doit s'attendre à trouver dans cet ouvrage que des conseils relatifs au traitement curatif d'une semblable maladie. Nous ne voulons pas inspirer à des gens trop confians une sécurité funeste. Au moindre soupçon de mal de gorge gangréneux, il faut recourir à un homme de l'art, qui aura besoin lui-même de toute sa science et de toute sa sagacité pour enrayer sa marche rapide et meurtrière.

ART. V.

De l'Angine chronique.

Lorsqu'elle a été traitée d'une manière incomplète, que le malade a repris ses habitudes avant que toute trace du mal ait disparu, l'angine devient chronique, c'est-à-dire que la plupart des symptômes qui la manifestent continuent à exister, mais à un degré bien inférieur, mais qui fait éprouver au malade une douleur véritable. La difficulté de respirer, de parler et d'avaler, a diminué progressivement, de même que la rougeur et le gonflement de l'arrière-gorge. Les symptômes secondaires ou accidentels ont disparu également, et presque toujours les premiers. La tension douloureuse du cou et des mâchoires, l'abondance des crachats, la douleur des oreilles, la sensibilité des yeux, les maux de tête, la fièvre, etc., ne se font plus sentir, aussitôt qu'il y a quelque amendement à l'inflammation locale. Toutefois, cette inflammation persiste fort souvent, et pendant un temps indéfini; mais à un degré beaucoup plus obscur que d'abord, après que l'appétit, les forces, la vivacité, sont revenus en partie ou même en totalité. C'est surtout dans le tissu même de la glande que ce reste de maladie demeure avec ténacité, attendu la constitution anatomique de ce genre d'organes. Tout au plus une rougeur limitée se remarque-t-elle dans son voisinage. Cette terminaison s'observe surtout après les angines légères sans fièvre pour lesquelles on n'a pas cru devoir recourir à la médecine. Cependant on voit aussi survenir primitivement cet état chronique. Ainsi certaines personnes ne sauraient assaisonner leurs alimens de la plus petite quantité de poivre, prendre un peu d'eau-de-vie ou de liqueur, se refroidir les pieds, se promener le soir pendant la fraîcheur, sortir par un temps humide ou pluvieux, etc., sans être aussitôt prises de maux de gorge. Lorsque l'angine est due à une suppression quelconque, soit d'une dartre, soit de douleurs rhumatismales, c'est alors surtout qu'elle est rebelle en passant à l'état chronique. Les personnes adonnées aux travaux sédentaires du cabinet, celles qui ont éprouvé des chagrins prolongés, celles qui ne prennent pas assez d'exercice y sont également sujettes. Il en est de même après la suppression d'un flux hémorrhoïdal, menstruel, nasal, etc.; il suffit que ce flux soit diminué. Il nous arrive souvent d'être consulté pour une des ces indispositions légères qui tiennent pour ainsi dire certaines personnes dans un état de convalescence perpétuelle. A force de questions, nous parvenons, en pareil cas, à savoir que ces personnes étaient anciennement sujettes à l'un des écoulemens que nous avons désignés, et que sa diminution, causée par quelque imprudence, ou survenue spontanément, correspond précisément à l'apparition des premiers symptômes de la maladie. Enfin, l'angine est toujours plus rebelle, lorsqu'elle se montre à plusieurs reprises, chez des enfans ou jeunes gens dont les parens sont restés long-temps atteints de cette maladie, et qui paraît en quelque sorte faire partie de l'héritage du père ou de la mère.

Mais la source la plus commune de l'angine chronique est la négligence qu'on apporte à l'exécution des moyens prescrits par le médecin lors de maux de gorge aigus. Un jeune homme est pris de cette maladie ; l'extrême difficulté qu'il éprouve pour avaler, l'abattement, la fièvre, le malaise qu'il ressent, le forcent à réclamer nos soins. Il s'applique, d'après nos conseils, quinze sangsues au cou; satisfait du soulagement qu'il ne tarde pas à éprouver, il reste au lit ou garde la chambre, juste autant de temps qu'il en faut pour que ses forces à moitié rétablies lui permettent de retourner à ses occupations ordinaires, c'est-à-dire de s'aller exposer derechef au froid, à l'humidité, aux fatigues de tout genre. La déglutition est bien encore gênée ou douloureuse, mais c'est peu de chose, l'appétit revient. Bien mieux, il remarque qu'après le repas son reste de mal de gorge diminue sensiblement. Cela s'en ira tout seul, se dit-il. On oublie le médecin, quoiqu'il eût réclamé expressément le droit d'inspecter le mal après ces premiers soins. Souvent même il a beau observer avec force qu'il existe encore du gonflement et de la rougeur, qu'il faudrait une nouvelle application de sangsues, quelques jours de repos. Mais qu'est-ce qu'une maladie bornée à une amygdale, occupant trois à quatre lignes de surface? cela vaut-il la peine de s'en occuper? Le docteur prêche donc dans le désert; on l'écoute d'un air distrait, quand on l'écoute. Régime, tisane, gargarismes, bains de pied, tout est laissé là; jusqu'à ce qu'un excès, un refroidissement, etc., dont auparavant on ne ressentait pas la plus légère influence, obligent de les reprendre. Mais cette seconde fois il faudra plus de persévérance que la première; on oubliebientôt les conseilsdu médecin, et c'est ainsi qu'une troisième, une quatrième angine, etc., etc., s'accumulent les unes sur les autres, à des intervalles toujours plus rapprochés, et pour des causes toujours plus légères. Il est vrai que, s'il suffit à la longue d'un simple coup d'air, d'un seul mets un peu trop salé, etc., pour ces récidives obscures, la guérison ou plutôt le soulagement est aussi plus facile. Un bain de pied, un morceau de laine placé autour du cou, etc., sont tout ce qu'il faut pour ne plus souffrir. Mais enfin, tôt ou tard on ne peut plus avaler qu'avec beaucoup de peine. Ce n'est pas une douleur qu'on ressent alors, il y a longtemps qu'on n'en ressent plus : c'est une simple gêne; il semble qu'un corps étranger, sans cesse présent dans le gosier, empêche le passage des alimens, de sorte que les liquides sont les seuls qui puissent pénétrer. La voix a pris un timbre grave, particulier, et que l'on exprime par les mots *parler de la gorge*. A chaque phrase, à chaque parole presque, le malade avale sa salive par la pression gênante des amygdales. Ces glandes en effet forment de chaque côté du pharynx une tumeur dure, compacte, peu ou point douloureuse, plus ou moins considérable. Les changemens de temps, des causes plus légères encore, inappréciables le plus souvent, y déterminent des élancemens : viennent l'insomnie, des étouffemens, des difficultés de respirer, des accès de suffocation. Le malade réclame avec instance les secours les plus prompts. Le rôle du médecin est fini; celui du chirurgien commence, pour retrancher les glandes amygdales elles-mêmes devenues des corps étrangers; trop heureux encore si le tissu même de la glande n'est pas un véritable cancer; si les fonctions et la texture des organes internes ne sont pas déjà altérées; car l'opération étant inutile en pareil cas, attendu l'affection prochainement mortelle des organes essentiels à la vie, il serait condamné au supplice de Tantale, faute de pouvoir avaler. L'affection vraiment cancéreuse des amygdales est, à la vérité, assez rare.

Au tableau de l'angine chronique, tel que nous venons de le tracer, il est nécessaire d'ajouter quelques détails; car ses symptômes présentent quelquefois beaucoup d'obscurité, et nous devons donner les moyens de reconnaître le mal, dans tous les cas, quelque obscur qu'il soit. Le caractère *constant* de ce genre d'affections est, comme nous avons vu, une certaine douleur, ou au moins une gêne qui se fait sentir pendant l'acte de la déglutition. Or, ce caractère lui-même peut être difficilement appréciable dans certains cas, à moins qu'on n'y apporte la plus grande attention. Plus tard, sans aucun doute, il serait plus marqué; mais plus tard aussi il serait difficile, peut-être impossible de guérir, si ce n'est par l'excision des amygdales, qu'il est toujours très important d'éviter. Nous voyons tous les jours des personnes chez qui l'une de ces glandes a acquis un volume quatre, six et jusqu'à dix fois plus considérable qu'à l'ordinaire, et qui cependant ne semblent éprouver, au premier abord, aucune gêne en avalant, pas même une sensation insolite dans le pharynx. Que l'on y regarde de près: il n'y a pas de gêne en effet dans le courant de la journée. La partie malade est, comme on dit, échauffée; sa sensibilité, naturellement obtuse, est encore émoussée par les excitations légères qu'elle a subies depuis le matin; car c'est un caractère des parties enflammées suivant le mode chronique, de devenir moins sensibles par les causes qui, dans le mode aigu, les irritent encore. Ainsi, et peu de personnes l'ignorent, on s'éveille souvent avec un léger mal de gorge, qui se dissipe de lui-même après quelques heures. C'est que, durant le sommeil, le pharynx n'agit pas, tandis que, dans le jour, nous avalons à chaque instant au moins notre salive, souvent sans nous en apercevoir, et que cette action de l'organe malade dissipe ses douleurs. La preuve, c'est que ces douleurs se dissipent bien plus vite encore après les premières bouchées du premier repas, comme une lassitude des membres disparaît souvent par la promenade. On remarque la même chose dans les angines aiguës. Les personnes affectées d'angine chronique éprouvent donc toujours, au moins le matin, un peu de gêne ou de douleur. Il leur semble que les premières bouchées passent péniblement, comme si elles râclaient ou grattaient la surface du pharynx. Cela est moins marqué, il est vrai, quand elles se nourrissent le matin d'alimens demi-liquides, comme le café au lait, les potages, etc.; mais alors c'est le passage de la salive qui est gêné, lors des premières déglutitions qui suivent le réveil. Le besoin d'exercer cette fonction, si impérieux dans le mode aigu, n'est plus ici constant, et n'est jamais aussi marqué. Cependant on le retrouve encore fort souvent ; et, à voir la fréquence avec laquelle une personne avale sa salive, un médecin ne manque jamais de deviner qu'elle est affectée d'angine latente ou chronique. Ici, plus ou presque plus de complication de fièvre, de malaise, à moins qu'elle ne soient causée par quelque exacerbation passagère. Les douleurs d'oreille elles-mêmes, accident si fréquent dans l'angine que beaucoup d'auteurs l'ont donné comme un de ses symptômes, se remarquent rarement. Mais elles sont remplacées quelquefois par la surdité de l'oreille située du même côté que l'amygdale malade. Cette surdité peut n'être pas continuelle et ne survenir avec un peu plus de gêne dans la déglutition, qu'à l'occasion des variations atmosphériques, d'un peu de refroidissement, etc. Il en est de même des maux de tête, et les individus pris d'angine chronique y sont fort sujets. Enfin il y a toujours aussi quelques symptômes gastriques qui se manifestent par l'état de la langue, qui, au lieu d'être rose et nette à toute sa surface, comme par le passé, est chargée d'un enduit plus ou moins épais, blanchâtre ou jaunâtre, qui disparaît après le repas; le matin on a la bouche mauvaise, l'appétit est nul ou plus tardif. En général l'haleine n'a pas de mauvaise odeur toutes les fois qu'il n'y a pas ulcération du pharynx. Mais il y a, dans l'ulcération, une foule de degrés depuis l'érosion jusqu'à la plaie de plusieurs lignes de profondeur. Or, ces érosions se montrent quelquefois pendant plusieurs jours, puis disparaissent pour revenir encore: de là des exhalaisons que tous les soins de propreté ne peuvent pas toujours prévenir. Souvent une dame a vu s'éclaircir graduellement le cercle nombreux des courtisans qui l'entouraient naguère : elle ne peut deviner la cause de ce malheur dont l'âge n'est pas toujours le motif : elle ne pense plus à un ancien mal de gorge, dont la guérison est restée incomplète, et qui a désagréablement altéré la douce fraîcheur de son haleine.

CHAPITRE II.

Traitement des maux de gorge.

Le traitement de l'angine comme de toute maladie consiste 1° dans l'éloignement des causes qui l'ont produite, condition *sine quâ non* d'une véritable guérison; 2° dans une médication propre à arrêter les ravages que la maladie a faits dans l'économie, et à rétablir les parties dans leur état primitif.

Relativement à l'éloignement des causes, il suffit de les connaître pour savoir quelle conduite le malade doit tenir; et les détails dans lesquels nous sommes entré à çet égard nous dispensent d'en dire davantage. Pour ce qui est de la médication, elle est différente selon le caractère de la maladie. Ainsi la médication applicable à l'angine simple ne suffit plus pour l'esquinancie et l'angine gangréneuse, comme elle diffère en bien des points de celle que l'on doit employer contre l'angine chronique. Ce chapitre contiendra donc trois articles relatifs, 1° au traitement de l'angine simple, 2° à celui de l'esquinancie et de l'angine gangréneuse; 3° enfin à celui de l'angine chronique.

ARTICLE PREMIER.

Traitement de l'angine simple.

Si le mal de gorge est léger, il suffit le plus souvent d'entourer le cou d'une chaleur douce, de laver souvent l'intérieur du pharynx avec un liquide adoucissant, tel que le lait tiède coupé avec de l'eau, la décoction de racine de guimauve, etc.; on joint à ces moyens simples les bains de pieds aiguisés avec un peu de farine de moutarde, dans le but d'attirer le sang dans les parties inférieures et de rompre en quelque sorte la tendance vicieuse qu'il a prise en se portant à la gorge. Mais si malgré ces moyens le mal persiste, il ne faut point hésiter à combattre l'inflammation qui pourrait s'augmenter à l'aide de la saignée du bras, et mieux encore par l'application des sangsues à la partie externe du cou correspondante au lieu du mal, en même temps que l'on fait usage de cataplasmes de farine de graine de lin sur la même partie. Les personnes qui redoutent l'odeur fade de la graine de lin se trouvent bien de l'emploi d'une vessie remplie de lait tiède. Il est bien entendu que le nombre des sangsues et la quantité du sang à extraire par la saignée, doivent toujours être en rapport avec le plus ou moins de forces dont jouit le malade. Le nombre des sangsues peut varier depuis six jusqu'à vingt, et le sang depuis quatre onces jusqu'à douze.

Lorsque la douleur locale a disparu totalement et que néanmoins la gêne de la déglutition et le gonflement des amygdales persistent, on emploie des gargarismes légèrement astringens, tels que ceux dans lesquels on fait entrer un peu d'eau de rose, ou une décoction d'écorce de grenades. On les compose ordinairement de la manière suivante.

Prenez	Décoction de roses rouges, Id. d'écorce de grenade,	de chacun 2 onces.
	Miel rosat,	une once.

Ou bien encore,

Prenez	Feuilles fraîches d'aigremoine,	une poignée.
	Id. de sauge,	une pincée.
	Faites bouillir pendant un quart-d'heure dans eau commune,	une livre et demie.
	Ajoutez, après avoir passé, miel rosat,	deux onces.

Mais on doit ne se servir de ces gargarismes que lorsque la douleur a totalement cessé; sinon leur propriété astringente ne serait qu'une nouvelle cause d'irritation, et ajouterait encore à celle qui entretient le mal.

Il y a des personnes qui font beaucoup de difficulté, particulièrement les dames, lorsqu'il s'agit d'appliquer des sangsues au cou, parce que les traces de ces animaux peuvent rester long-temps. Mais il est un moyen d'éviter cet inconvénient; c'est d'abord de bien nettoyer les petites plaies faites par les piqûres, ensuite d'éviter surtout de gratter les cicatrices; enfin de les éponger fréquemment avec un peu d'eau de guimauve lorsqu'elles paraissent vouloir s'enflammer.

Nous avons dit que les malades éprouvaient un besoin constant d'avaler ou de cracher; il faut qu'ils évitent de se satisfaire, parce que les efforts inutiles qu'ils feraient pour cela augmenteraient l'irritation locale en fatiguant les organes de la déglutition et de l'expulsion. On doit aussi défendre au malade de parler lorsque l'angine occupe l'arrière-bouche ou le fond du pharynx; par le même motif on a soin que l'air qu'il respire ne soit ni très chaud ni très froid, et que ses alimens et ses boissons n'aient rien d'irritant soit dans leur température ou leur consistance, soit dans leur saveur ou leur composition chimique.

Si le ventre n'est pas libre, il faut user de lavemens d'eau chaude et même de lavemens irritans quand les premiers ne suffisent pas. Ordinairement on surmonte assez bien une constipation modérée en ajoutant une demi-cuillerée à bouche ou une cuillerée de vinaigre dans l'instrument qui sert à administrer le lavement ; on se sert aussi avec avantage du miel de mercuriale à la dose de deux onces. Il est rare que l'angine simple ne cède pas à l'emploi de ces moyens réunis.

Art. II.

Traitement de l'Esquinancie et de l'Angine gangréneuse ou maligne.

Mais si la maladie se prolonge malgré l'emploi des moyens que nous venons d'indiquer dans l'article précédent, on peut croire qu'au lieu de se résoudre, elle se terminera par suppuration, et deviendra par conséquent ce que nous avons appelé une esquinancie. Dans ce cas, les symptômes, au lieu de s'adoucir, restent stationnaires; la douleur, la rougeur et le gonflement des parties affectées ne diminuent point. Pour combattre la vive inflammation que le malade éprouve et pour en borner les ravages, on ne doit point balancer dans l'emploi de la saignée avec la lancette ou les sangsues et réitérer même l'application de ces agens si une première n'amenait pas un calme prompt. Il peut se rencontrer des cas tellement urgens, que la saignée soit, sous peine de suffocation, immédiatement nécessaire. Une extrême difficulté de la respiration et de la parole, l'injection des yeux, la couleur pourpre du visage, indiquent ce danger. Alors, à défaut de médecin ou d'une personne qui sache saigner ou appliquer des sangsues, on peut avec avantage pratiquer la ligature circulaire des membres. Pour cela, il faut serrer *fortement* la partie *moyenne* des cuisses et des bras, soit avec des bandes de toile, soit avec des rubans larges de fil. Ce moyen empêche, au moins pour quelque temps, le sang d'arriver des extrémités au cœur, et par suite à la tête : il est retenu, au-delà des ligatures, dans l'épaisseur des membres, qui deviennent gonflés, violacés, insensibles. On en lie ainsi successivement deux, trois ou quatre, selon le plus ou moins de soulagement qui en résulte, et l'on voit, au fur et à mesure, la respiration devenir plus facile, le visage perdre sa rougeur excessive; il faut même avoir soin, si la figure vient à pâlir d'une manière trop marquée, si le malade est menacé de défaillance, relâcher l'une des ligatures du bras; cela suffit presque toujours pour fournir assez de sang au cœur et à tête; rarement faut-il en défaire deux. En général on saigne au bras: mais si le malade était une femme, et que les règles fussent supprimées, on préférerait une saignée du pied. On agirait de même chez l'un et l'autre sexe, si le mal paraissait dû à la suppression d'hémorrhoïdes; on continue en même temps l'usage des moyens doux indiqués plus haut, et jusqu'à une entière guérison.

Lorsque cette médication ne remplit point les vues qu'on se propose, on doit avoir recours à une autre plus active. Mais déjà le malade est entre les mains d'un homme de l'art, et c'est celui-ci qu'il faut laisser juge de l'opportunité des vésicatoires ou des ventouses scarifiées ou d'autres agens curatifs que son instruction et sa sagacité médicale ne manqueront pas de lui suggérer.

Lorsque l'inflammation de l'amygdale amène la suppuration, il est rare que l'abcès ne s'ouvre pas de lui-même, le malade se trouve alors tout-à-coup soulagé, lorsque peu auparavant il désespérait de sa guérison. Dans ce cas on a soin de bien nétoyer la bouche et de faire gargariser le malade avec de l'eau d'orge miellée; peu de jours suffisent ordinairement pour compléter la guérison.

Pour ce qui est de l'angine gangréneuse, nous n'entrerons dans aucun détail sur son traitement par les raisons que nous avons indiquées plus haut. Il faut avoir recours à un homme de l'art aussitôt que le malade éprouve le plus léger symptôme, lui seul est juge de ce qu'il y a à faire. Dans tous les cas il faut s'abstenir d'employer aucun moyen actif. Les débilitans, tels que la saignée et les sangsues, ont été à peu près constamment nuisibles, et la nature du mal a toujours indiqué l'emploi des toniques les plus énergiques, tels que le quinquina.

Art. III.

Traitement de l'Angine chronique.

Il nous reste peu de choses à dire relativement aux agens médicamenteux que l'on doit employer contre cette espèce d'angine. C'est une irritation et par conséquent il faut la combattre avec les moyens qui triomphent de cette forme de maladie. Ainsi donc les sangsues au cou en petit nombre ; les bains de pieds sinapisés ; et quand toute espèce de douleur a disparu, qu'il n'y a qu'un gonflement et un peu de gêne dans la déglutition, les gargarismes astringens. Voilà pour les moyens positifs, dont il faut user avec discernement. Mais qu'on se persuade bien qu'ils ne seront d'aucune utilité si on n'éloigne pas les causes qui entretiennent le mal.

Il en est une surtout qui exerce une influence bien marquée sur la santé du beau sexe.

C'est l'impression du froid sur un cou nu. La mode, le désir de plaire en montrant de belles épaules et un cou de cygne, ont fait échancrer outre mesure cette partie des vêtemens destinée à les couvrir. Quelle femme de bon ton oserait se présenter dans un bal, dans une soirée, dans un spectacle, sans avoir ses charmes à demi découverts, et exposés aux regards avides de ses amoureux poursuivans. On dirait, à voir les femmes à demi nues, que Tartufe n'a jamais passé par là ; dans mainte occasion cependant, le mouchoir du pauvre homme est d'un fort bon usage; non pas, comme il le dit, que

> Par de pareils objets les âmes sont blessées ,

mais c'est que le corps en souffre, et que ces charmes si frais, si agaçans, ont bientôt perdu leur éclat et leurs belles formes, par le contact répété de l'air froid succédant ainsi rapidement à une température élevée. La mode des schals, des pélerines en fourrure, des boas, est en cela une excellente chose, et il est à désirer que le beau sexe s'y tienne; mais elle ne remplit pas tout à fait le but. On sort d'un salon où la foule était grande et par conséquent la température élevée et la respiration difficile ; on se présente au grand air dont l'impression subite frappe la figure animée, tandis que d'un autre côté ce même air se précipite avec violence dans les poumons avides de respirer. Comment une transition si brusque ne serait-elle pas la cause d'un grand nombre de maladies ? Le plus souvent elle ne cause qu'une angine et l'on n'y fait point attention ; mais cette angine persiste, devient chronique, et ce n'est plus seulement une gêne dans la déglutition que l'on éprouve, ce sont des vapeurs infectes dont le malade est un véritable foyer.

Pour prévenir de pareils maux nous conseillerons aux personnes du sexe de sacrifier le moins possible à la mode dont nous venons de parler, de ne jamais sortir au grand air qu'après avoir bien couvert non seulement le cou et la poitrine, mais encore la tête et les oreilles, et surtout de faire une longue station dans l'antichambre avant de franchir le seuil extérieur.

Il est une foule de remèdes que le vulgaire emploie et dont les uns sont dangereux, les autres fort innocens. Au nombre de ces derniers nous citerons le bas de laine autour du cou, moyen puissant dans l'esprit de certaines gens. Il n'en est pas de même de celui qui consiste à porter du poivre sur la luette. On s'imagine en effet que cet appendice est *tombé* dans l'angine ; que son poids incommode, cause les besoins fréquens de la déglutition, et l'on veut en conséquence le *relever*. Mais la luette n'est pas toujours plus longue qu'à l'ordinaire, et l'on n'en éprouve pas moins les symptômes dont nous venons de parler. Quand elle participe à l'inflammation, elle est gonflée dans tous les sens, et surtout dans celui de sa longueur, parce que les vaisseaux extrêmement nombreux dont elle est composée contiennent beaucoup plus de sang. C'est ainsi que la langue s'alonge et pend au dehors de la bouche, quand elle est enflammée. Le contact du poivre réussit souvent, il est vrai, à faire remonter la luette, c'est-à-dire à crisper ses vaisseaux de manière qu'elle reste ensuite moins rouge et moins gonflée. Cela n'est pas plus étonnant que de faire disparaître des dartres par l'application du sel marin ou du poivre lui-même. Mais on ne réussit pas plus constamment dans un cas que dans l'autre ; et quelquefois au contraire on provoque de graves exacerbations.

Le repos, la diète, l'usage des boissons délayantes, sont d'autant plus nécessaires que le mode aigu est plus prononcé, que la fièvre est plus vive. Nous recommanderons particulièrement aux convalescens, aux personnes qui n'éprouvent qu'un léger mal de gorge, à celles atteintes d'angine chronique, de renoncer entièrement, pour tout le temps qu'il le faudra, aux alimens solides. La croûte du pain surtout n'est qu'imparfaitement ramollie par la mastication ; elle hérisse le bol alimentaire d'une multitude d'aspérités qui, en irritant continuellement le fond de la bouche, s'opposent à sa guérison complète. Nous avons vu des restes d'angine subsistant depuis fort long-temps après de nombreuses applications de sangsues, enlevées en quelques semaines par la diète aux potages, au lait avec la mie de pain, aux légumes frais, etc., secondée par l'habitude des cravates pendant la nuit. On peut et l'on doit toujours espérer, dans les angines les plus anciennes, de la diversité et de la combinaison des moyens thérapeutiques, et de la persévérance dans les soins secondaires ou hygiéniques. Rien n'indique que le mal ne puisse céder désormais qu'à l'instrument tranchant, si ce n'est la nullité des effets obtenus par un traitement bien entendu; car sa proximité nous permet de l'attaquer directement et de diverses manières. Mais il faut avoir le courage de persévérer, déroger, s'il le faut, à ses habitudes, se résoudre aux vésicatoires, aux cautères; si l'angine provient de quelque suppression, aux lavemens purgatifs, aux sangsues réitérées, etc. Il faut qu'on ait attendu bien long-temps pour que ces moyens, secondés par l'application directe des astringens plus ou moins actifs, ne parviennent à résoudre l'engorgement inflammatoire chronique des amygdales.

CHAPITRE III.

Des maux de gorge symptomatiques.

Il existe dans l'économie certaines régions qui paraissent avoir reçu de la nature le fâcheux privilége d'exprimer au dehors l'état de souffrance des organes intérieurs, sans qu'ils soient eux-mêmes malades, à un degré inquiétant, du moins. Si les maux de tête figurent au premier rang, on peut dire que ceux de la gorge occupent le second.

Dans la plupart des maladies chroniques, surtout chez les femmes, il survient de temps à autre un pincement, un serrement, une douleur quelconque vers le gosier. Cela est encore plus fréquent dans cette maladie si variée que l'on appelle vapeurs, maux de nerfs, hystérie. En général toutes les personnes nerveuses sont sujettes à présenter ce symptôme passager qui accompagne assez rarement la difficulté d'avaler. Quelquefois au lieu d'une douleur positive, c'est simplement une sensation extraordinaire, comme celle de quelque corps étranger, d'un animal, d'un corps brûlant qui remonterait vers le gosier. La plupart du temps ce phénomène annonce la souffrance ancienne et cachée de quelque organe, qu'un médecin instruit sait découvrir. Plusieurs fois il nous a fait reconnaître des affections, légères à la vérité, mais déjà très anciennes, de la poitrine, de la matrice, etc., qu'aucune autre raison ne pouvait faire soupçonner. En général, les personnes des deux sexes qui sont habituellement tristes, mélancoliques, sont fort sujettes à une foule de maladies obscures, qui s'annoncent souvent par des indices aussi faibles et aussi singuliers. Mais elles appartiennent à l'histoire de l'hystérie, et seront traitées avec elle; nous devons nous borner ici à les signaler.

Il ne faut pas non plus confondre avec une véritable angine les maux de gorge qui surviennent au début d'une petite vérole, d'une rougeole ou d'une fièvre scarlatine. Le mal de gorge dans ce cas-là n'est que sympathique. Presque toujours alors la langue est sale, couverte d'un enduit jaunâtre, en même temps qu'elle est rouge dans son milieu et à la pointe.

TABLE DES MATIÈRES.

CHAPITRE PREMIER.

CHAPITRE II.

CHAPITRE III.

www.ingramcontent.com/pod-product-compliance
Ingram Content Group UK Ltd.
Pitfield, Milton Keynes, MK11 3LW, UK
UKHW020950180726
13838UKWH00003B/1237